MES ÉTRENNES

ALMANACH CHANTANT

AVEC LES AIRS NOTÉS

PAR

DESROUSSEAUX

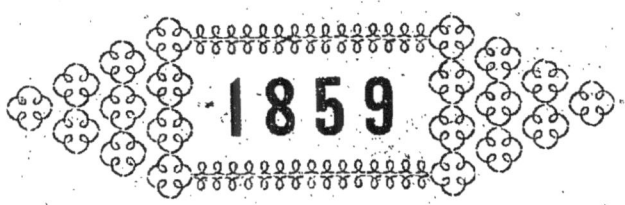

1859

Le bon Dieu me dit : Chante,
Chante pauvre petit.

BÉRANGER.

Prix : 5o centimes.

LILLE,

CHEZ TOUS LES LIBRAIRES

Et chez l'Auteur, rue des Prêtres, 22.

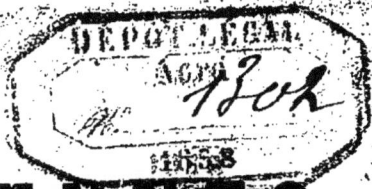

MES ÉTRENNES

ALMANACH CHANTANT

AVEC LES AIRS NOTÉS

PAR

DESROUSSEAUX

1859

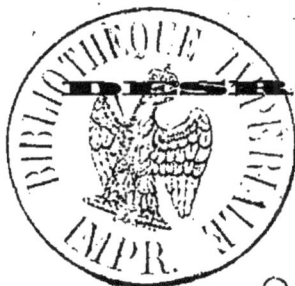

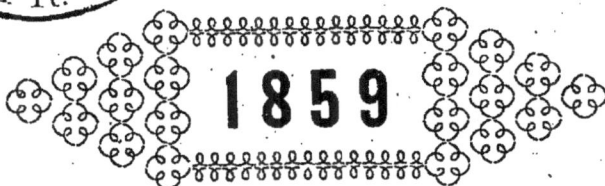

Le bon Dieu me dit : Chante,
Chante pauvre petit.

BÉRANGER.

LILLE,

CHEZ TOUS LES LIBRAIRES

Et chez l'Auteur, rue des Prêtres, 22.

1858

III

JANVIER			FÉVRIER		

Les jours augmentent de 21 m. le matin et de 42 m. le soir. / *Les jours augmentent de 46 m. le matin et de 44 m. le soir.*

1	s.	Jour de l'an.	1	m.	s. Ignace.
2	D.	s. Basile.	2	m.	**CHANDELEUR.**
3	l.	Ste Geneviève.	3	j.	s. Blaise. N. L.
4	m.	s. Rigobert. N. L.	4	v.	s. Gilbert.
5	m.	Ste Amélie.	5	s.	Ste Agathe.
6	j.	**LES ROIS.**	6	D.	s. Waast.
7	v.	s. Théau.	7	l.	s. Romuald.
8	s.	s. Lucien.	8	m.	s. Jean de M.
9	D.	s. Furcy, abbé.	9	m.	Ste Apolline.
10	l.	**PARJURÉ.**	10	j.	Ste Scholastique. P. Q.
11	m.	s. Théodose.	11	v.	s. Séverin.
12	m.	s. Arcade. P. Q.	12	s.	Ste Eulalie.
13	j.	Baptême de N.-S.	13	D.	s. Roger.
14	v.	s. Hilaire.	14	l.	s. Valentin.
15	s.	s. Maur, abbé.	15	m.	s. Faustin.
16	D.	s. Guillaume.	16	m.	Ste Julienne.
17	l.	s. Antoine, patron des charcutiers.	17	j.	Ste Marianne. P. L.
18	m.	Ch. s. Pierre. P. L.	18	v.	s. Siméon.
19	m.	s. Sulpice.	19	s.	s. Boniface.
20	j.	s. Sébastien, p. des archers.	20	D.	Premier dimanche de carnaval.
21	v.	Ste Agnès, p. des buresses.	21	l.	s. Daniel.
22	s.	s. Vincent, p. des tapissiers.	22	m.	Ste Isabelle.
			23	m.	s. Mérault.
23	D.	s. Ildephonse.	24	j.	s. Mathias, p. des tonneliers. D. Q.
24	l.	s. Babylas.	25	v.	s. Just.
25	m.	C. de s. Paul, p. des cordiers. D. Q.	26	s.	s. Nestor.
26	m.	Ste Paule.	27	D.	Deuxième dimanche de carnaval.
27	j.	s. Julien.	28	l.	s. Romain.
28	v.	s. Charlemagne.			
29	s.	s. François de S.			
30	D.	Ste Bathilde.			
31	l.	Ste Marcelle.			

PRÉDICTION.

Dins l' mos d' janvier i gèl'ra dru :
Chaq' noquère ara s' candelliette.
On aim'ra mieux eune air de fu,
Que l' pus bielle air de clarinette.

PRÉDICTION.

In famille, l' jour de l' Cand'leur,
L' usag' veul qu'on maing' des couq'-baques,
Mi, j. prédis qu' pour y faire honneur,
Des gins vindront leus viell's casaqués.

MARS			AVRIL		

Les jours augmentent de 1 h. 3 m. le matin et de 46 m. le soir.   *Les jours augmentent de 56 minutes le matin et de 43 minutes le soir.*

		MARS					AVRIL	
1	m.	s. Aubin.			1	v.	s. Hugues (poisson d'avril).	
2	m.	s. Simplice.			2	s.	s. François de P.	
3	j.	s. Frédéric.			3	D.	Lætare.	N. L.
4	v.	s. Casimir.	N. L.		4	l.	s. Ambroise.	
5	s.	s. Adrien.			5	m.	s. Vincent.	
6	D.	DIMANCHE GRAS.			6	m.	s. Prudent.	
7	l.	Lundi gras.			7	j.	s. Hégésippe.	
8	m.	Mardi gras.			8	v.	s. Gauthier.	
9	m.	Les Cendres.			9	s.	Ste Marie Cl.	
10	j.	s. Doctrové.			10	D.	Passion.	
11	v.	Cinq Plaies.			11	l.	s. Léon.	
12	s.	s. Maximilien.	P. Q.		12	m.	s. Jules.	
13	D.	Ste Euphrasie.			13	m.	s. Justin.	
14	l.	Ste Mathilde.			14	j.	s. Tiburce.	
15	m.	s. Longin, p. des lambins			15	v.	Compassion.	
16	m.	Quatre-temps.			16	s.	s. Fructueux.	
17	j.	Ste Gertrude.			17	D.	Rameaux.	P. L.
18	v.	s. Alexandre.	P. L.		18	l.	s. Parfait.	
19	s.	s. Joseph, p. des hommes mariés.			19	m.	s. Elphége.	
20	D.	Reminiscere.			20	m.	s. Anselme.	
21	l.	s. Benoît.			21	j.	Jeudi saint.	
22	m.	s. Léa.			22	v.	Vendredi saint.	
23	m.	s. Victorien.			23	s.	s. Georges.	
24	j.	s. Gabriel.			24	D.	PAQUES.	
25	v.	ANNONCIATION.			25	l.	Lundi de Pâques.	D. Q.
26	s.	s. Emmanuel.	D. Q.		26	m.	s. Clet.	
27	D.	Oculi.			27	m.	s. Polycarpe.	
28	l.	Ste Dorothée.			28	j.	s. Vital.	
29	m.	s. Eustase.			29	v.	Ste Marie, ég.	
30	m.	s. Rieul.			30	s.	s. Eutrope.	
31	j.	Ste Balbine.						

PRÉDICTION.

Mars ara des fameux gruos,
Aussi je n' crains point d' vous prédire,
Qu'in veyant vos sorlets à traus,
Tous les cordonniers pouff'ront d' rire

PRÉDICTION.

Au prémier d'avril, on verra
Des balous courir à l' moutarde,
Et ch'l amus'mint réjouira
Pindant tout l' mos pus d'eun' bavarde.

MAI	JUIN

Les jours augmentent de 30 minutes le matin et de 39 minutes le soir.

Les jours augmentent de 3 minutes le matin et de 13 minutes le soir.

		MAI	
1	D.	Quasimodo.	
2	l.	s. Athanase.	
3	m.	Inv. Sainte-Croix.	N. L.
4	m.	ste Monique.	
5	j.	C. s. Augustin.	
6	v.	s. Jean P. L., p. des imprimeurs.	
7	s.	s. Stanislas.	
8	D.	s. Désiré.	
9	l	s. Nicolas d'été (*Fête du Broquelet*).	P. Q.
10	m.	s. Gordien.	
11	m.	s. Mamert, p. des pompiers.	
12	j.	s. Achille.	
13	v.	s. Servais.	
14	s.	s. Pacôme.	
15	D.	s. Isidore (duc. de Fives)	
16	l.	s. Honoré, p. des boulangers.	P. L.
17	m.	s. Montain.	
18	m.	s. Félix.	
19	j.	s. Yves, p. des hommes de plume.	
20	v.	e. Bernardin.	
21	s.	s. Hospice.	
22	D.	Ste Julie.	
23	l.	s. Didier.	
24	m.	s. Donatien.	D. Q
25	m.	s. Urbain.	
26	j.	s. Philippe de Nérac.	
27	v.	s. Hildevert.	
28	s	s. Germain.	
29	D.	s. Maximin.	
30	l.	*Rogations.*	
31	m.	Ste Pétronille.	

		JUIN	
1	m.	s. Pamphile.	N. L.
2	j.	**ASCENSION.**	
3	v.	Ste Clotilde.	
4	s.	s. Quirin.	
5	D.	s. Boniface.	
6	l.	s. Norbert.	
7	m.	s. Robert.	P. Q.
8	m.	s. Médard, dit l' *grand bréard.*	
9	j.	s. Félicien.	
10	v.	s. Patrice.	
11	s.	s. Barnabé V.	
12	D.	**PENTECOTE.**	
13	l.	s. Antoine de Padoue.	
14	m.	s. Rufin.	
15	m.	*Quatre-Temps.*	P. L.
16	j.	s. Cyr.	
17	v.	s. Avit.	
18	s.	Ste Marine.	
19	D.	TRINITÉ. (Fête des tailleuses).	
20	l.	s. Silvère.	
21	m.	s. Leufroi.	
22	m.	s. Paulin.	
23	j.	FÊTE-DIEU.	D. Q.
24	v.	Nativité de s. J.-B.	
25	s.	s. Prosper.	
26	D.	*Procession de Lille.*	
27	l.	s. Crescent.	
28	m.	s. Irénée.	
29	m.	s. Pierre et s. Paul.	
30	j.	*Octave de la Fête-Dieu.*	N. L.

PRÉDICTION.

Avecque l' mos d' mai, arriv'ront
Biell's fleurs, vertes feuille' et rosées.
Alors aussi, des fleurs pouss'ront
Qui n'ont point b'soin d'ête arrousées.

PRÉDICTION.

Si *l'* pleuve arrive à l' *Saint-Médard,*
A Lille, à Paris, comme à Vienne,
I pleuv'ra quarant' jours pus tard...
A moins, qu'avant, l' bian temps ne r'vienne.

JUILLET

Les jours diminuent de 42 minutes le matin et de 54 minutes le soir.

1	v.	s. Martial.
2	s.	Visite de N. D.
3	**D.**	**FETE DE LILLE.**
4	l.	Tr. de s. Martin.
5	m.	Ste Zoé.
6	m.	s. Tranquillin.
7	j.	Ste Aubierge. P. Q.
8	v.	Ste Elisabeth.
9	s.	Ste Victoire.
10	**D.**	Ducasse Saint-André.
11	l.	Tr. de s. Benoît.
12	m.	Tr. de s. pierre.
13	m.	s. Turiaf.
14	j.	s. Bonaventure.
15	v.	s. Henri. P. L.
16	s.	N. D. du Mont-Carmel.
17	**D.**	Ducasse de la Madeleine au long.
18	l.	s. Arnoud, p. des brasseurs.
19	m.	s. Vincent de Paule.
20	m.	Ste Marguerite.
21	j.	s. Victor.
22	v.	Ste Madeleine.
23	s.	s. Apollinaire. D. Q.
24	**D.**	Duc. de la Madeleine, dite *Madeleine bréoire.*
25	l.	s. Jacques, s. Chrysos.
26	m.	Ste Anne, fête populaire
27	m.	s. Georges.
28	j.	s. Samson.
29	v.	Ste Marthe, p. des cabaretiers. N. L
30	s.	s. Ignace.
31	**D.**	s. Germain l'Auxerrois.

PRÉDICTION

Du mos d' julliet, l' forte caleur,
F'ra rire un marchand d'iau-poète,
Qui donn'ra des *cann'çons d'honneur*,
A cheuss'qui piqu'ront l'mieu'eun'tiéte.

AOUT

Les jours diminuent de 42 minutes le matin et de 54 minutes le soir.

1	l.	s. Pierre-ès-Liens.
2	m.	s. Etienne.
3	m.	Inv. s. Etienne.
4	j.	s. Dominique.
5	v.	s. Yon. P. Q.
6	s.	Transfigurat. de N. S.
7	**D.**	Ducasse de Wazemmes.
8	l.	s. Justin.
9	m.	s. Romain.
10	m.	s. Laurent, p. des cuisiniers.
11	j.	Susc. Ste-Couronne.
12	v.	Ste Claire.
13	s.	s. Hippolyte V. J. P. L.
14	**D.**	Ducasse Ste-Catherine.
15	l.	**ASSOMPTION.**
16	m.	s. Roch, p. des fripiers.
17	m.	s. Mamès.
18	j.	Ste Hélène.
19	v.	s. Louis, évêque.
20	s.	s. Bernard.
21	**D.**	Duc. ‹St-Sauveur, dite à-z-oches à moulle ou à carottes. D. Q.
22	l.	s. Symphorien.
23	m.	s. Timothée.
24	m.	s. Barthélémy.
25	j.	s. Louis roi, p. des perruquiers.
26	v.	*Ouverture de la foire.*
27	s.	s. Césaire.
28	**D.**	Duc. St-Etienne, dite à petits pieds. N. L.
29	l.	Décoll. de s. J.-B.
30	m.	s. Fiacre, p. des jardin.
31	m.	s. Ovide.

PRÉDICTION

L'août fournira gramint d' blé,
Gramint d'houblon, aussi queull' fiête!
On maing'ra du pain bon marqué
Et gratis on buv'ra s' canette.

SEPTEMBRE		OCTOBRE		

Les jours diminuent de 42 minutes le matin et de 1 h. 1 m. le soir. | *Les jours diminuent de 46 minutes le matin et de 58 minutes le soir.*

		SEPTEMBRE				OCTOBRE	
1	j.	s. Leu, s. Gilles.		1	s.	s. Remi.	
2	v.	s. Lazare.		2	D.	ss. Anges gardiens.	
3	s.	s. Grégoire, p. des écoliers.		3	l.	s. Denis, aréopag.	p. q.
4	D.	Ducasse de St-Maurice, dite à *Berlières.*	P. Q.	4	m.	s. François d'Assises.	
				5	m.	Ste Aure.	
5	l.	**BRADERIE.**		6	j.	s. Bruno.	
6	m.	s. Onésipe.		7	v.	s. Serge.	
7	m.	s. Cloud.		8	s.	s. Demètre.	
8	j.	Nativité de N. D.		9	D.	s. Denis, évêque.	
9	v.	*Fermeture de la foire.*		10	l.	s. Géréon.	
10	s.	s. Nicolas.		11	m.	s. Nicaise.	
11	D.	s. Patient.		12	m.	s. Vilfride.	P. L.
12	l.	s. Serdot.	P. L.	13	j.	s. Théophile.	
13	m.	s. Maurille.		14	v.	s. Caliste.	
14	m.	Exalt. de la Ste-Croix, *fête des bouchers.*		15	s.	Ste Thérèse.	
				16	D.	s. Gal, abbé.	
15	j.	s. Nom de Marie.		17	l.	s. Cerbon.	
16	v.	s. Cyprien.		18	m	s. Luc, p. des hommes de couleur.	
17	s.	s. Lambert.					
18	D.	s. Jean-Chrysostôme.		19	m.	s. Savinien,	D. Q.
19	l.	s. Janvier.	D. Q	20	j.	s. Sendou.	
20	m.	s. Eustache.		21	v.	Ste Ursule.	
21	m.	*Quatre-Temps.*		22	s.	s. Mellon.	
22	j.	s. Maurice.		23	D.	s. Hilarion.	
23	v.	Ste Thècle.		24	l.	s. Magloire.	
24	s.	s. Andoche.		25	m	s. Crépin, p. des cordonniers.	
25	D.	s. Firmin.					
26	l.	Ste Justine.	N. L.	26	m.	s. Rustique.	N. L.
27	m.	s. Côme, s. Damien.		27	j.	s. Frumence.	
28	m.	s. Céran.		28	v.	s. Simon, s. Jude.	
29	j.	s. Michel.		29	s.	s. Faron.	
30	v.	s. Jérôme.		30	D.	s. Lucain.	
				31	l.	s. Quentin. *V. J.*	

PRÉDICTION.

Tout septembre nous apport'ra
Bien d'l'agrémint, vous povez m'croire
Puisque dins ch' mos, chacun goût'ra
Les plaisis qu' peut donner la Foire.

PRÉDICTION.

In octobre arriv'ra, mes gins,
L' fiêt' St-Crépin, l' temps des marées ;
Les cordonniers maing'ront d's hérings,
Avec des bonn's gross's couq's-chucrées.

NOVEMBRE				DÉCEMBRE			

Les jours diminuent de 44 minutes le matin et de 34 minutes le soir.

Les jours diminuent de 22 m. le matin et de 3 m. le soir ; mais, à dater du 10, ils augmentent de 9 m. le soir.

		NOVEMBRE				DÉCEMBRE	
1	m.	**TOUSSAINT.**		1	j.	s. Éloi, p. des hommes de fer.	
2	m.	*Les Morts.*	P. Q	2	v.	s. Sylvain.	P. Q.
3	j.	s. Marcel, e. M.		3	s.	s. François Xavier.	
4	v.	s. Charles Borromé.		4	D.	Ste Barbe, p. des canonniers.	
5	s.	Ste Berthilde.		5	l.	s. Sabas.	
6	D.	s. Léonard.		6	m.	s. Nicolas, p. des célibataires.	
7	l.	s. Willebrod.		7	m.	Ste Fare.	
8	m.	Saintes Reliques.		8	j.	Conception.	
9	m.	s. Mathurin.		9	v.	Ste Gorgonie.	
10	j.	s. Léon.	P. L.	10	s.	Ste Valère.	
11	v.	s. Martin, p. des soldats.		11	D	s. Fuscien.	P. L.
12	s.	s. Vrain.		12	l.	s. Damase.	
13	D.	*Dédicace.*		13	m.	Ste Luce.	
14	l.	Ste Philomène.		14	m	Messe *Missus*, dite des voyageurs.	
15	m.	s. Eugène.		15	j.	s. Mesmin.	
16	m.	s. Edme.		16	v.	Ste Adélaïde.	D. Q.
17	j.	s. Agnan.	D. Q	17	s.	Ste Olympe.	
18	v.	Ste Aude.		18	D	s. Gatien.	
19	s.	Ste Elisabeth.		19	l.	s. Thimothée.	
20	D.	s. Edmond.		20	m.	Ste Philogone.	
21	l.	Présent. de la Vierge.		21	m.	s. Thomas.	
22	m.	Ste Cécile, p. des musiciens.		22	j.	s. Ischirion.	
23	m.	s. Clément, p. des poissonniers.		23	v.	Ste Victoire.	
24	j.	s. Séverin.	N. L	24	s.	Ste Delphine. *V. J.*	N. L.
25	v.	Ste Catherine, p. des jeunes filles.		25	D.	**NOEL.**	
26	s.	Ste Geneviève.		26	l.	s. Etienne.	
27	D.	*Avent.*		27	m.	s. Jean, évêque.	
28	l.	s. Sosthène.		28	m.	ss. Innocents.	
29	m.	s. Saturnin.		29	j.	s. Thomas	
30	m.	s. André, p. des rentiers.		30	v.	Ste Colombe.	
				31	s.	s. Sylvestre.	

PRÉDICTION.

Novembre est un mos bien fameux,
Mais qui, malh-ureus'mint, nous ruine.
Aussi vous verrez d's amoureux
S'brouiller pou l'fiêt' de *Sa'nt'-Catherine.*

PRÉDICTION.

Ch'est dins ch'mos-chi, que p'tit-Jésus,
A vos p'tits garchons, vos p'tit's filles,
Si vous dépinsez quéq's écus,
Apport'ra gramint d' gross's *coquilles.*

MES ÉTRENNES

ALMANACH CHANTANT

PAR

DESROUSSEAUX.

Le Petit-Parrain (*)

Air du Broquelet d'aujourd'hui (2ᵉ vol. du même auteur).

(Noté Nᵒ 1).

D'un bon vieux luron,
J' m'in vas vous raconter l'histoire,
Malgré qu' sin vrai nom,
Je n' le sais point, je l' dis tout d' bon.
Chin qu'i n'y-a d' certain,
Ch'est qu'on n' l'appélot point Magloire,
Ni Chos, ni Ritin,
Mais tout bonn'mint : *l' Petit-Parrain.*
Vous sarez l' raison
De ch' drol' de sournom,
Si vous m'acoutez.
Jusqu'à-là, comm' mi, répétez :
Ah! queu drol' de pélérin
Que ch' Petit-Parrain ! } *bis.*

(*) Le fond de cette chanson est historique. Un pauvre habitant de Saint-Sauveur hérita d'un parent inconnu quelque chose comme une trentaine de mille francs. A peine était-il en possession de cette petite fortune, qu'il fut invité à être le parrain d'un nouveau-né de son quartier. Comme il fit généreusement les dépenses qu'entraine ordinairement un parrainage, à partir de ce jour, d'autres invitations se succédèrent sans interruption; et lui, pénétré de cette vieille croyance que refuser le baptême porte malheur, acceptoit toujours. Si bien qu'au bout de deux ans, il mourut complètement ruiné, mais laissant un sobriquet populaire : LE PETIT-PARRAIN.

Eun' fos, ch' vieux chav'tier,
Li, cousin-germain de l' misère,
Apprind qu'un reintier,
S'n onque inconnu, l' fait s'n héritier.
I va tout trannant,
Tout palpitant, vir un notaire,
Qui li donne, *in blanc*,
In billets, vingt mill' francs comptant.
De s' vir tant d'argint,
Etot-i contint ?
Je l' pins', mais pourtant
I brayot tout comme un infant.
Ah ! queu drol' de pélérin
Que ch' Petit-Parrain !

Comm' vous l' pinsez bien,
Cheull' nouvelle a couru dins Lille.
Avant que ch' quertien
Euch' maingé tros sous su sin bien,
L' femme à Mathurin,
Qui v'not d'accoucher d'eun' gross' fille,
N'attind point l' lind'main
Pou l' prier de n'n ête l' parrain.
Il accepte et dit :
« N'y-ara point d' dédit,
J' veux fair' des heureux
In souv'nir de m'n onqu' généreux ! »
Ah ! queu drol' de pélérin
Que ch' Petit-Parrain !

Afin de s' donner,
D'un vieux reintier, l'air et l' manière,

I s' fait rhabiller
Dins l' ru' des Morts, par un fripier,
        Qui trouve à propos
Eun' capote à l' Propriétaire,
        Et li dit : « Min gros,
Queull' bonn' pièch' que t'aras su l' dos!
        Cha t' va comme un gant!... »
        Ah! queul intrigant!
        J' vous assur', mes gins,
Qu'on n'n arot mis deux comm' li d'dins!
        Ah! queu drol' de pélérin
        Que ch' Petit-Parrain!

        Et le v'là parti,
Leste comme un vrai maît' de danse,
        Fair' faire un *frichti* :
Cott'lett's, gigot, poulet, roti.
        I d'mande au boucher
Un bouli sans *réjouissance*.
        Avant d' li livrer,
Ch' marchand veut li faire observer
        Qu' cha fait l' bon bouillon,
        Mais l'aut' li répond :
        « Assez d' quolibiec,
On s' réjouit mieux sans qu'avec! »
        Ah! queu drol' de pélérin
        Que ch' Petit-Parrain!

        A l' femm' Mathurin,
Il invoi' tous ches viand's sans oche,
        Avec du bon vin,
Du café, du chuc, du brand'vin;

I loue in passant,
Cha va sans dire, eun' biell' carroche,
Et, friant-battant,
On s'in va baptijer l'infant.
A table on s'a mis.
Deux jour' et deux nuits
On y est resté.;
L' Petit-Parrain a tout payé.
Ah ! queu drol' de pélérin
Que ch' Petit-Parrain !

Quand on a su cha
Dins l' quartier Saint-Sauveur, chaq' femme
A dit : « Queu soula !
Pour mi, quand min tour arriv'ra,
J'irai l' l'inviter,
Li persuader que l' baptême
N' peut point se r'fuser ;
I s' verra forché d'accepter.
Quequ'un a compté,
Que ch'll homme a été
Autant d' fos parrain,
Qu'i n'y-a d' vite' au Grand-Magasin ! (*)
Ah ! queu drol' de pélérin
Que ch' Petit-Parrain.

(*) Si cet almanach avaît l'heureuse chance de sortir des murs de Lille, les lecteurs, ignorant probablement que notre magasin de vivres contient ou est censé contenir autant de fenêtres qu'il y a de jours dans l'année, ne pourraient comprendre le sens exact des deux derniers vers de ce couplet. Il leur serait loisible, dans ce cas, de les remplacer par ceux-ci :

Parrain autant d' fos
Qu'i n'y-a d' demi-heure in tros mos.

Aussi, sin r'venu,
In s'y pernant d' cheull' sott' manière,
N'a point fait long fu.
Il a parti comme il a v'nu,
Et l' Petit-Parrain
Allot se r'trouver dins l' misère.
Heureus'mint, l' destin
A volu l' priver de ch' chagrin.
Au baptêm' d'Henri,
L' garchon d' Riquiqui,
Eun' trainque d' gambon
L'a fait morir d'indigession.
Ah ! queu drol' de pélérin
Que ch' Petit-Parrain !

Et v'là, de ch' bon fieu,
Mes gins, d'un bout à l'aut', l'histoire.
De l' grosseur d'un ch'veu,
Je n' mints point ; je l' jur'ros d'vant Dieu.
Malgré min sermint,
Si quéqu'un d'vous n' volot point m'croire,
I peut facil'mint,
Là-d'sus, s' fournir un rinseing'mint,
Car, su Saint-Sauveur,
De ch'l homm' d'un bon cœur,
Qui s'a fait chérir,
Tout l' monde a conservé l' souv'nir.
On y parle à chaq' festin } bis.
Du bon P'tit-Parrain. }

Les Vinaigrettes

Air de la Neige (E. Debreaux).

(Noté Nᵒ 2).

J'ai rincontré, l'aut' fos, Louis Brimbeux
Qui, d'puis trinte ans, est trainneu d' vinaigrette,
J' li dis : Cha va ? I m' répond : Cha va mieux
Qu'à l'agrippin, i n' faut point d' portelette !...
Rien qu'à ch' mot-là, j' vos qu'il est maj'mint pris.
— Ah çà ! luron, quoi-ch' qui t'a tourné l' tiête ?
   I m' répond : « N'in ses point surpris,
    Car i n'y-a pus d' joi's ni plaisis
    Pour un vieu trainneu d' vinaigrette. *(bis)*.

« Dins l' bon vieux temps, avecque ch' métier-là,
Sans fair' fortune, on vivot dins l'aisance.
Quand on allot morir à l'hopita,
Ch'est qu'on avot trop souvint fait bombance ;
N'y-avot point d' jour qu'on n' faijot ses deux r'pas
Avec du lard, du bouillon, des cott'lettes...
   A ch't heur', lait-battu, rémolas,
    Puns-d'-tierr', ch'est chin qui n'y-a d' pus gras,
    Pour tous les trainneux d' vinaigrettes. »

« Tout in ouvrant, qu'on avot d' l'agrémint,
S'il arrivot chin qu'on appelle eun' veine !

Quand i nous v'no' un nouviau régimint,
Tout l' garnison donnot cheull' bonne aubaine,
Car l'Alsacien, l' Berton et l' Provençal
Trouvant, ch'est l' mot, nos carroch's fort *drôlettes*,
    L'officier comme l' caporal,
    Et l' tambour comme l' général,
    Huit jour' allott'nt in vinaigrettes. »

« Qui n' se rappell' qu'à propos d'un banquet,
Des Parisiens sont v'nu' à pus d'un mille,
Et qu'il' ont ri jusqu'à s'estomaquer,
Quand il' ont vu les carroches d' no ville.
Cheull' gaîté-là nous a fourni des sous !
Malheureus'mint, n'y-a toudis des arrêtes :
    Volant s' fair' trincballer tertous,
    Dins Lille et dins tous les fourbougs,
    Il a manqué des vinaigrettes ! »

« Mais d'puis queq' temps, pour nous, pris d'amitié,
Tout l' monde s' dit : Méchans cœurs que nous sommes,
Ch'est eune horreur ! cha fait vraimint pitié,
De s' fair' conduire in carroch' par des hommes !
Quand j'intinds cha, tout aussitôt j' réponds :
Vaudrot-i mieux trainner sur eun' brouette,
    Au marqué, des poule' et dindons,
    A l'abattoir, vaque' et cochons,
Qu'au bal eun' femme in vinaigrette? »

« A m' plainte on dit : Mais ch'est d' l'humanité !
Je n' comprinds point l' fin mot de ch' biau langache,
L'humanité m'a déjà pris m' gaîté,
L'humanité m'a privé d' min gagnache,
L'humanité réduira, queq' matin,
Mes habill'mints in berlière', in loquettes ;

L'humanité f'ra, ch'est certain,
Avant deux ans, morir de faim
Tous les pauv's trainneux d' vinaigrettes. »

« Uch'qu'il est l' temps qu'nous avîm's comme un r'gret
De n' point povoir, tout au mitan d' deux courses,
Faire eun' partie *à l' batalle, au piquet,*
Quand ñous avîm's tant d'écus dins nos bourses !
Tout ch'ti qui passe à ch't heur' su l' plach' de Riour,
Nous vot su l' nez, des *drogue*', au lieu d' leunettes,
   Car nous faijons tout l' long du jour,
   Pou rien, quarant' parti's d' *pandour,*
   Au lieu d' trainner des vinaigrettes. »

« A l'intintion d' tous ches biaux p'tits nounoux,
Les rich's mamzell's, qui nous restott'nt fidèles,
Souvint, sans r'proch', nous allîme', inter-nous,
A Saint'-Cath'rin' brûler deux tros candelles.
Mais pour à ch't heure, hélas ! il est trop lard,
Un chacun l' sait, pour les nouvielles toilettes,
   Les crinoline' à fis d'acar,
   Les gross's tournure', et tout l' bazar,
   Faudrot grandir les vinaigrettes. »

— Quoique j' n'ai point du tout l' même amitié,
Que ch' pauv' quertien, pour nos ancienn's carroches,
Dins ch' moumint-là, si j' l'avos contrarié,
Des gins d' bon sins j' mérit'ros tous les r'proches.
Tout au contrair' , de l' vir si débalé,
Au cabaret j' li paie eun' bonn' canette,
   Des pains-français, du p'tit-salé,
   Et, pa ch' moyen, j'ai consolé
   A peu d' frais l' trainneu d' vinaigrette. *(bis).*

Vive l' Crinoline !

Air du Vieux Rentier (2e vol. du même auteur).

(𝒩oté 𝒩° 3).

Tout d'puis l' temps que l' crinoline
Est à l' mode in tous pays,
Nuit et jour chacun s'échine
A li porter du mépris.
Dins les live' et les gazettes,
Les vaud'ville' et les canchons,
On tarie femme' et fillettes
Qui portent ches biaux cott'rons.

> Vive l' crinoline !
> Ch'est utile et biau,
> Faijons-li bonn' mine
> Par che r'frain nouviau.

Bis.

Au milan d'un tas d' bêtisses,
On dit : « Cheull' mode apport'ra
Des catharr's, des rhumatisses,
Et tout plein d' séquois comm' cha. »
Personne n' s'a mis dins l' tiête
Qu' l'hiver, pour avoir pus caud,

Au lieu d'eun' simple vaclette,
On peut s' servir d'un fourniau.

Vive l' crinoline!
Ch'est utile et biau,
Faijons-li bonn' mine
Par che r'frain nouviau.

Pourquoi donc qu' su cheull' biell' mode
Chaque homm' cri' tout sin pus haut?
Elle est pourtant fort commode
Pour mucher pus d'un défaut.
On sait qu' bien des p'tit's coquettes,
Marchant comme un baldaquin,
Sont planté's sur des gambettes
Point si droit's qu'un vilberquin.

Vive l' crinoline!
Ch'est utile et biau,
Faijons-li bonn' mine
Par che r'frain nouviau.

Avant, malgré s'n involure,
Malgré sin corps bien tourné,
Eun' femme avot tout l' tournure
D'un fagot infacheinné.
A ch't heure, avé l' mod' nouvielle,
Arrondi' par sin cott'ron,
Ell' nous r'présinte eun' rondelle
Rimpli' du bon jus d'houblon.

Vive l' crinoline !
Ch'est utile et biau,
Faijons-li bonn' mine
Par che r'frain nouviau.

Awi, cheull' mode est utile :
Eun' fillett' faijot l'amour
Sans l' consint'mint de s' famille ;
Sin pèr' l'a surpris l'aut' jour.
V'là cheull' pauv' fille in foufelle,
Mais l'amoureux résolu,
A croucrou s' met derrière elle....
Cha fait que l' pèr' n'a rien vu.

Vive l' crinoline !
Ch'est utile et biau,
Faijons-li bonn' mine
Par che r'frain nouviau.

A la foir', ch'est point des craques,
Eun' femme a trouvé l' moyen
D'aller dins tous les baraques,
In n' dépinsant presque rien.
Afin de n' payer qu'eun' plache,
(Parlez d'eun' bielle invintion !)
Ell' faijot passer d'zous s' *cache*
Deux p'tit's fille' et sin garchon.

Vive l' crinoline !
Ch'est utile et biau,
Faijons-li bonn' mine
Par che r'frain nouviau.

Dins ch'l affaire, i faut bien l' dire,
Les femme' ont moutré d' l'esprit,
In pernant l' parti d' bien rire
Et d' graingner d' chin qu'on a dit.
Chacun leu faijot la guerre,
Espérant les applatir,
Mais chaq' jour, tout au contraire,
On les veyot s'arrondir.

Vive l' crinoline!
Ch'est utile et biau,
Faijons-li bonn' mine
Par che r'frain nouviau.

L' Manoqueux (1).

Air nouveau de l'auteur.

(𝔑oté 𝔑° 4).

Sans gramint cacher, dins Lille,
On trouv'rot des ouverriers
Qui, pour él'ver leu famille,
Faitt'nt jusqu'à chinq six métiers.
Mais Maniqueux, min compère,
Est un aut' gaillard que cha.
J' racont'rai chin qu'i sait faire,
Et chacun d' vous répét'ra
Ah ! l' pus malin Manoqueux, ⎫
    Ch'est Maniqueux. *(bis).* ⎭ *(bis)*

Il interprind des busettes,
Qu'i fait fair' par sin garchon ;
Il emploi' des p'tit's fillettes,
Pour épluquer du coton.
I fait queq'fois l' babeinnache,
Et l' partissach' par dessus,

(*) Homme exerçant plusieurs états. Crispin, des *Folies amoureuses,* qui fait tous les métiers d'après le naturel, est un manoqueux.

       P. LEGRAND. (*Dictionnaire du patois de Lille*).

Mais, d' mêm' que l' papillonnache,
Ch'est à ses moumints perdus.
Ah ! l' pus malin manoqueux,
   Ch'est Maniqueux.

Si vous avez des peindules
Qui s'arrêtt'nt à tout moumint,
Des vieill's séringu's sans canules,
Des baromêt's sans mouv'mint,
Un vieux crin-crin sans chant'relle,
Eun' serrur' qui n'a pus d 'clé,
Un marabout sans orelle...
I r'mettra tout cha sur pié.
Ah ! l' pus malin manoqueux,
   Ch'est Maniqueux.

Il est l' prémier locataire
D'eun' mason. Mais pa l' moyen
Qu'i r'lou' sin quartier d' derrière
Et six cambre', i s' log' pour rien.
Si l' locatair' prind l'alerte
Sans payer... min vieux futé
A, pour réparer cheull' perte,
L'argint du commodité.
Ah ! l' pus malin manoqueux
   Ch'ést Maniqueux.

Pour eun' pièch' quat' doupe', i rasse,
Et pour deux sous, cop' les ch'veux.
Sin cijeau laich' pus d'eun' trace,
Sin raso fait bien des creux...
Il a fait mett' su s'n enseinne,

In d'zous d'eun' pair' de cijeaux,
D'un raso, d'un cuir, d'un peinne :
« *Je coup' les ch'veux aux oiseaux.* »
Ah ! l' pus malin manoqueux,
  Ch'est Maniqueux.

On sait qu' dins les bureaux d' vinte,
D'puis longtemps, tous les fripiers
Ont trouvé l' moyen d' s'intinte
Cont' les aut's particuliers.
Mais chaq' fripier, chaq' fripière,
Jugeant qu'il avot du snack,
Ont laiché v'nir min compère
Avec euss' fair' nic-et-nac.
Ah ! l' pus malin manoqueux,
  Ch'est Maniqueux.

Il a mis tant d'agobiles
Dins s' cave et sin guernier,
Qu'on porrot, pour chint familles,
Sans gên', trouver l' mobilier,
Il a d' tout : Lit'rie, queyères,
Tables, pots-d'-fier, louche-à-pots,
Cuillers, candéliers, caf'tières,
Poêl's, garde-robe' et pich'-pots.
Ah ! l' pus malin manoqueux,
  Ch'est Maniqueux.

Afin d'avoir pour pratiques
Les amateurs de vieux var,
Qui vont dans les vieill's boutiques,
Chercher chin qu'on n' trouv' nulvart,

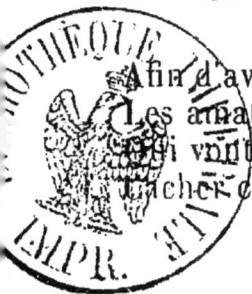

2

I dit qu'il a d' Jeann'-Maillotte,
L'hall'barde dins sin vieux fier,
Et qu'i conserve eun' culotte,
Du temps du roi Dagobert.
Ah ! l' pus malin manoqueux,
    Ch'est Maniqueux.

Enfin, ch'l homme, à tout s'exerce :
Je n' s'ros point surpris qu'un jour
I vindrot des rideaux d' Perse,
Des piaux d' lapin et d' tambour;
Qu'on l' verrot les jours de fiêtes,
Afin d' remplir sin gousset,
Faijant vir les marionnettes,
Comme l' bochu *Pass'-Lacet.*
Ah ! l' pus malin manoqueux,
    Ch'est Maniqueux.

L' Bernatière sans odeur,

ROMANCE SENTIMENTALE

Dédiée aux Vidangeurs de la vieille école.

Air du Bistocache de Sainte-Catherine.

où

Non, ce n'est pas cher un Anglais pour un liard.

(*Noté dans le 1er vol. du même auteur*).

L'aut' jour in passant su l'ancienn' plach' de Riour (*)
    Mon Dieu! que j'ai vu eun' drôl' de scène,
Tout près du café des *Grand's Nouvell's du jour*,
    Qui va bien mériter s'n enseinne.
    Je d'mand' : Quoi-ch' qui n'y-a? on m' répond :
« Brave homm', ch'est incor eun' nouvielle invintion !
    On vell' comme eun' curiosité, ⎫
    Désimplir eun' commodité !   ⎬ *Bis.*
                                    ⎭

Ah çà ! mais, que j' dis, vous volez m' faire aller,
    Vous n' me dites point l' fin mot d' l'affaire.

(*) *Rihour* ou *Rihoult*, ancien nom de la place de la Mairie.

J'ai biau respirer, biau tousser, biau r'nifler,
 Je n' sins point l'odeur ordinaire.
  « Eh ben ! qu'on m' dit, v'là justemint,
D' cheull' bielle invintion, l' biau côté, l'agrémint...
  Ch'est chin qui fait qu' tous les berneux
  Qu' vous veyez là sont si péneux. »

Alors au pus vite, arrive un bernatier,
  Qui nous dit : « Bonnas's que vous êtes?
Si ch'l invintion prind, j'y perdrai min métier,
  Mais vous, vous arez les mains nettes.
  Mi, j' donn' quat' sous pour un tonniau,
Incor on y met souvint l' demitan d'iau.
  Au lieu qu'à ch't heur' vous l' donn'rez pur,
  Et vous n'arez rien, j'in su sûr. »

Cheull' parole a fait cesser l'admiration
  Qu'on avot pou l' nouviau principe.
Au bout d'eun' minute à peu près d' réflexion,
  Un p'tit fripier, qu'on appell' Ph'lippe,
  Prind *la parole* et dit tout court :
« Mi, j' compt' que m' *privé* rapporte un sou par jour.
  J' n'ai donc point b'soin d' fair' *nic-et-nac*,
  Pour gangner m' provision d' toubac. »

Eun' petit' méquaine approche et dit comm' cha :
  « Dins pus d'eun' *condition* qu'on vante,
Vous savez, mes gins, qu' ch'est avé s' séquoi-là,
  Qu'on intertient souvint l' servante.
  Pour mi, dins l' grand' famill' que j' sers,
On maing des poir's cuite et des pronn's pour desserts,
  Si bien que j' n'ai point d'aut' profit,
  Qu' l'argint que l' *cabinet* produit ! »

Eun' pauv' dintellièr' dit: « M'n homme est un mitin
   Qui tient tout jusqu'au dernier doupe.
Avant d' s'in aller i n' me donn', chaq' matin,
   Qu' chin qu'i m' faut pour min pain et m'soupe.
   J' comptos su m' *leunette* tout à fait,
Pour boir' tous les jours tros quat' tasses d' café,
   Mais cheull' Bernatièr' sans odeur
   Va m' priver d' cheull' petit' doucheur. »

Un homme, esprit fort, dit : « Mi j' vodros bien vir
   Qu'on m' demand'rot pou rien *ch'l affaire*.
Ah çà! que j' diros, mais vous d'vez bien l' sentir,
   J'ai tous mes drots d' propriétaire.
   Au mêm' prix qu' les anciens berneux,
J' veux bien vous l' céder, sans fair' ni eun' ni deux.
   Mais je n' veux point vous vir, mes gins,
   Rouler carroche à mes dépins. »

Infin, chacun d' nou' a donné s' réflexion
   Sus ch'l invintion si drolatique,
Qui va faire à Lille eun' tell' révolution,
   Qu' pus d'un marchand serr'ra s' boutique.
   Aussi, d' nous vir si bien d'accord,
Tous les bernatiers s' sont mi' à rir' bien fort...
   Mais j' cros qu' ch'étot comme l' sergent }
   Qui n' rit jamais qu'in inrageant. } *Bis.*

Le Café

Air nouveau de l'auteur.

(Moti N° 5).

On critiqu' nos ménagères,
Pa' c' qu'on vot tout l' long du jour,
Su l' buich' du poêl', leus caf'tières,
Comme un guetteu sur eun' tour.
L'un dit : Ch'est un ruin'-ménache !
L'aut' dit : Ch'est un vrai poison !
Ah ! cessez tout ch' babillache,
Acoutez putôt m' raison :

Quand eun' séquoi nous désole,
Quand l' malheur nous a giffé,
Ch'est du café qui nous console. } (bis)
      Vive l' café ! (bis)   } (bis)

Un homm' dira : Te me ruines,
A s' femm', quand, avec deux sous,
Elle invit' voisins, voisines,
Et qu'ell' les régal' tertous !
I n' compt'ra point l' chuc, peut-êle ?
Car infin, tout l' mond' sait bien
Qu'on s' sert d'un morciau d' tablette,
Comme l' biec d'un canarien !

Quand eun' séquoi nous désole,
Quand l' malheur nous a giffé,
Ch'est du café qui nous console.
    Vive l' café !

Qu'un infant d'eun' pauver femme,
Faiche eun' maladi' d' longueur,
Ell' viendra malade ell'-même,
Si rien n' li rassur' sin cœur.
Mais ch' n'est point cha qui l' tracasse :
Nuit et jour ell' le soingn'ra,
Tout en buvant s' petit' tasse,
Chaq' fos que l' sommei viendra !

Quand eun' séquoi nous désole,
Quand l' malheur nous a giffé,
Ch'est du café qui nous console.
    Vive l' café.

Quand min voisin fait ribotte,
Sitôt qu'il entre à s' mason,
A s' femme, i flanque eun' calotte :
Elle, ell' prind s'manche à ramon...
Si j' veux fair' cesser l' batalle,
J'intre, et j' cri' tout min pus fort :
« D'eun' tass' de café j' régale !... »
Cha les r'met tout d' suit' d'accord.

Quand eun' séquoi nous désole,
Quand l' malheur nous a giffé,
Ch'est du café qui nous console.
    Vive l' café !

L'amour est fait pou l'jeunesse,
Comm' les cats pour les souris :
Qu'un jeune homm' quitte s' maîtresse,
Pa' c' qu'i li vot des ch'veux gris,
Ell' pouss'ra des esclamasses !
Parlera d' se j'ter dins l'iau...
Fait's-li boire eune ou deux tasses,
Elle obliera l' galuriau !

Quand eun' séquoi nous désole,
Quand l' malheur nous a giffé,
Ch'est du café qui nous console.
   Vive l' café !

On a dit qu' ch'est l' sang des femmes,
Ch'est l' pus gross' des vérités,
Mais j'ajout' : Les homme' euss'-mêmes,
N'in sont point trop dégoûtés.
Quand, d'avoir trop fait bombance,
Un homme a l' cœur débiffé,
Il a r'cour' à ch'l ordonnance :
Eun' demi-onch' de café.

Quand eun' séquoi nous désole,
Quand l' malheur nous a giffé,
Ch'est du café qui nous console.
   Vive l' café !

Infin, cheull' boisson si bonne,
A mérité d' porter l' nom

Qu'à Lille un chacun li donne :
Liqueur de consolation.
Pour guérir eun' peine estrême,
Personn' ne m' démintira,
Les méd'cins, Raspal li-même,
N'ont point de r'mèd's si bons qu' cha.

Quand eun' séquoi nous désole,
Quand l' malheur nous a giffé,
Ch'est du café qui nous console.
    Vive l' café !

Les Amours de Jacquot

Air : Mes Amours ont duré toute une semaine.

(Noté N° 6).

Mes amour' ont duré juste quat' semaines.
Je l' dis, foi d' Jacquot,
Ch'est incor bien d' trop,
Car, pindant ch' temps-là, j'ai r'sintu pus d' peines
Que l' grand Luchifer
N'a donné d' cops d' griff's dins s'n infer.

A l' ducass' de Five', in étant' à l' danse,
D'eun' petit' coquett' j'ai fait l' connaissance.
De l'vir bien r'quinqué' j' pinsos qu' ch'étot l' Pérou,
Aussitôt min cœur brûl' comme d' l'amadou..,
J'aros mieux fait d' mette eun' gross' corde à min coul

Mes amour' ont duré juste quat' semaines.
Je l' dis, foi d' Jacquot,
Ch'est incor bien d' trop,
Car, pindant ch' temps-là, j'ai r'sintu pus d' peines
Que l' grand Luchifer
N'a donné d' cops d' griff's dins s'n infer.

J'avos deux chints francs dins m'n éparnemalc,
Du linge et d's habits plein m'n armoire el m' malle,
Et m' pétit' fortune n' s'arrêtot point là :
J' venos d'acater eun' plache d' Porte-au-Sa,
Mais cheull' biell' tigresse a dévoré tout cha.

Mes amour' ont duré juste quat' semaines,
        Je l' dis, foi d' Jacquot,
          Ch'est incor bien d' trop,
Car, pindant ch' temps-là, j'ai r'sintu pus d' peines
        Que l' grand Luchifer
N'a donné d' cops d' griff's dins s'n infer.

Qui pins'rot jamais qu'eun' simple brodeusse,
Par les goûts qu'elle a, peut v'nir si frayeusse ?
E n' se contint' point d' mainger des artichauts,
Ni des bonn's couq's-baque' à l' cav' des Quat'-Martiaux;
Ell' veut des craqu'lins, des m'ringue' et des gatiaux.

Mes amour' ont duré juste quat' semaines,
        Je l' dis, foi d' Jacquot,
          Ch'est incor bien d' trop,
Car, pindant ch' temps-là, j'ai r'sintu pus d' peines
        Que l' grand Luchifer
N'a donné d' cops d' griff's dins s'n infer.

Ell' maingeot tout coi : tantôt des om'lettes,
Tantôt du rôti, tantôt des cott'lettes.
Ell' buvot du vin, ell' faijot du *gloria*,
Infin je n' peux point mieux l' récomparer qu'à
Ch' fameux louff'-tout-cru app'lé Gargantua.

Mes amour' ont duré juste quat' semaines,
Je l' dis, foi d' Jacquot,
Ch'est incor bien d' trop,
Car, pindant ch' temps-là, j'ai r'sintu pus d' peines
Que l' grand Luchifer
N'a donné d' cops d' griff's dins s'n infer.

Pou s' désaltérer, étan' à l' prom'nade,
E n' buvot point d' bièr', mais de l' limonade.
Un marchand d' macarons v'not-i tout près d' nous,
Ell' pernot ses dés, li dijant : *J' ju' les d'zous !*
Elle in gagnot quinze, et cha m' coûtot vingt sous..

Mes amour' ont duré juste quat' semaines,
Je l' dis, foi d' Jacquot,
Ch'est incor bien d' trop,
Car, pindant ch' temps-là, j'ai r'sintu pus d' peines
Que l' grand Luchifer
N'a donné d' cops d' griff's dins s'n infer.

Et quand nous allîm's dins l' ru' d'Ecrémoisse,
A chaq' magasin s'arrêtot m' grivoisse.
Ell' trouvot tout biau et m' dijot par un r'gard :
« Donn'-me ches brac'lets, ches gants, ch' petit foulard,
Cheull' biell' crinoline avec des fis d'acar ! »

Mes amour' ont duré juste quat' semaines,
Je l' dis, foi d' Jacquot,
Ch'est incor bien d' trop,
Car, pindant ch' temps-là, j'ai r'sintu pus d' peines
Que l' grand Luchifer
N'a donné d' cops d' griff's dins s'n infer.

Comm' vous l' pinsez bien, tous ches biaux caprices,
A m'n éparnemale, ont fait vir des grisses !
Mais comme un vrai sot cheull' fill' m'avot rindu,
Pour tâcher d' li plaire in tout, j'ai tout vindu...
Ell' m'a planté là quand ell' m'a vu tout nu.

Mes amour' ont duré juste quat' semaines,
             Je l' dis, foi d' Jacquot,
             Ch'est incor bien d' trop,
Car, pindant ch' temps-là, j'ai r'sintu pus d' peines
             Que l' grand Luchifer
     N'a donné d' cops d' griff's dins s'n infer.

RÉCIT VÉRIDIQUE

DE

Mon voyage à Arras

DÉDIÉ A L'ORPHÉON TYPOGRAPHIQUE DE CETTE VILLE.

AIR : V'là c' que c'est qu' d'aller au bois,

ou

Histoire d'un biau Garchon (1er vol. du même auteur).

(Noté No 7),

Des gins d'Arras, pou m' fair' canter,
Par eun' lett' sont v'nus m'inviter.
A cha, je n' peux point résister,
    Aussi, j' prinds m' musique,
    Sans faire eun' réplique,
Et, tout joyeux, comme un pinchon, }
Je m' lance aussitôt dins l' wagon. } *bis.*

De l' vapeur, j'intinds l' dernier cri
Qui m'annonce l' trajet fini !

Màis, me v'là tout comme ahuri,
  Dins l' débarcadère,
  D' vir un Commissaire
Qui m' dit : « Ch'est vous ! j' vous ai r'connu ! »
Et ch' luron n' m'avot jamais vu.

  J' li réponds : « Monsieu le Président,
Pour mi j' n'in peux point dire autant.
Si vrai qu' vous ète' un bon infant,
  Là ! sans gasconnades,
  Vous, vos camarades,
J' vous aros bien laichés tertous,
In plein jour, étranner des loups ! »

  Là-d'sus, v'là que l' Commission rit.
Bon, qu' je m' dis, ch'est des gins d'esprit !
Comm' pour prouver chin qu' j'avos dit,
  Tous ches Commissaires,
  Rimplis d' bonn's manières,
M'ont conduit comme à l' procession,
Tout jusqu'à *l'Hôtel du Griffon*.

  Tout d'puis l' bouillon jusqu'au dessert,
On n'a point parlé du Concert
In m' veyant régalé d' chou vert,
  D'angnon' et d' cott'lette,
  D' biffteck et d'om'lette,
Je m' dijos, tout décoragé :
« Je n' gagn'rai point chin qu' j'ai maingé ! »

Car, je n' crains point de l' déclarer,
Quand min tour a v'nu d' roucouler,
A Lill' j'aros volu filer…
    J' craingnos, Dieu m' pardonne,
    Qu'on n' jette eun' couronne…
Garni' d' carotte' et d' cornichons
A l' tiêt' du pauv' faijeu d' canchons.

Quand j' m'ai mis tout près du piano,
Min cœur faijot l' bruit d'un martiau,
Min sang étot pus frod que d' liau,
    J' trannos les guinguettes,
    Tant qu' j'avos les v'nettes ;
J'étos bien certain d' rester court
Au prémier couplet d' *Manicour !*

Ah ! qu'elle étot sotte m' frayeur !
Comm' des vrais infants d' *Saint-Sauveur*,
Tous ches Artisiens, d'un bon cœur,
    Ont ri de m' pasquille,
    Et, d' fil in aiwuille,
A la fin d' chaq' couplet, j' pinsos
Qu'i n'y-avot d'vant mi qu' des Lillos,

Si *Manicour* a fait plaisi,
Croqsoris l'l'a bien fait mieux qu' li.
Myrtil et l' *Broqu'let* d'aujord'hui

Ont fait brair' de rire
　　Infin, j'ose l' dire,
On a claqué des mains bien fort,
A m' canchon su *les Lingots d'Or !*

　A ch' biau jour-là, j' busis toudis,
Mais surtout, si j' m'in réjouis,
Ch'est d'avoir trouvé dins ch' pays
　　Des vrais camarades,
　　Des bonn's imbrassades,
Pour mieux dir', d'avoir importé
Des cœurs, d'Arras, in quantité.

Le Marchand d' Coco.

Air nouveau de l'auteur.

(Noté N° 8).

Par un biau jour, min père
M' dit comm' cha : « Mais Franço,
Queu métier qu' te vas faire ? »
J' réponds : — Marchand d' coco !
Et pour prouver m'n adresse
A faire ch' biau métier,
Qui n' souffre point d' paresse,
J' crie à m'égosiller :
« V'là l' Marchand d' Fraich' ! qui veut boire,
Sans crainte d' perde l' mémoire ?
Au p'tit Cabaret-Coco,
V'nez vit' vous rincer l' coco ! »

Min pèr' juge à m'n haleine
Que j' porrai fair' min q'min.
I m'acate eun' fontaine
Et des gob'lets d'étain.
Ayant mis dins m' tisainne
Deux tros chitrons de r'but,
Du mêm' jour, su la Plaine,
J' fais min prémier début :

« V'là l' Marchand d' Fraich' ! qui veut boire
Sans crainte d' perde l' mémoire ?
Au p'tit Cabaret-Coco,
V'nez vit' vous rincer l' coco ! »

On faijot l' petit' guerre,
Par un temps des pus cauds.
Les goutt's de l' cantinière
Restott'nt dins les tonniaux.
Pour mi, queull' bonne étrenne !
In deux heur's j'ai vidié
Chin qu' j'avos fait d' tisainne,
Sans presque avoir crié :
« V'là l' Marchand d' Fraich' ! qui veut boire
Sans crainte d' perde l' mémoire ?
　　Au p'tit Cabaret-Coco,
V'nez vit' vous rincer l' coco ! »

On sait qu' dins toute affaire,
Quand un homm' réussit,
On vant' sin savoir-faire,
Sin corache et s'n esprit.
Ch'est à peu près m'n histoire :
Des fill's j'étos chéri,
Pa'c' qu'un chacun v'not boire
Sitôt que j' poussos ch' cri :
« V'là l' Marchand d' Fraich' ! qui veut boire
Sans crainte d' perde l' mémoire ?
　　Au p'tit Cabaret-Coco,
V'nez vit' vous rincer l' coco ! »

In y pinsant, j'inrache,
Au lieu de m' divertir,
Parler queq'fos d' mariache,
Mais n' jamais consintir ;
A Lisa Séquépaules,
Qui v'not d' m'insorceler,
J'ai dit ches sott's paroles :
« Volez-vous vous marier ?
V'là l' Marchand d' Fraich'! qui veut boire
Sans crainte d' perde l' mémoire?
Au p'tit Cabaret-Coco,
V'nez vit' vous rincer l' coco ! »

J'ai donc marié cheull' fille,
Et point huit mo' après,
J'étos pèr' de famille,
Et puis... chin qu' vous savez !
Mais j'obli' que m' méquaine
M'a jué ch' vilain tour,
Quand j'ai su l' dos m' fontaine,
Et que j' cri' comme un sourd :
« V'là l' Marchand d' Fraich'! qui veut boire
Sans crainte d' perde l' mémoire?
Au p'tit Cabaret-Coco,
V'nez vit' vous rincer l' coco ! »

Philippe-le-Bon

Air du Broquelet d'aujourd'hui, ou du Petit Parrain.

(Noté N° 1).

Un d' mes vieux chochons,
Qu'on appelle l' Petit-Mimile,
Et qui donn' des l'çons
D' lecture, à des fille' et garchons,
A li pus d' chint fos,
D'un bout à l'aut', l'histoir' de Lille,
Si bien que ch' Lillos,
Peut dir' qu'i l' sait su l' bout des dogts.
Pour prouver s'n instruc,
Avant-hier, d'un duc,
Il est v'nu m' conter
L'histoir', tell' que j' vas l' répéter :
« Pour parler d'un franc luron } (bis)
Ch'est d' Philippe-l'-Bon. }

« Sin pèr', *Jean-sans-Peur*,
Malgré li, tournant l'arme à gauche,
Philippe, in fureur,
Vient trouver les gins d' Saint-Sauveur,

Et, volant prouver
Qu'à fair' la guerre i n'est point gauche,
I dit : « J' veux r'vinger
Min pèr' qu'on vient d'assaziner ! »
Tout Lille, à ch' discours,
Li promet du s'cours,
Car, pour batiller
Les Lillos n' se faitt'nt point prier.
Pour parler d'un franc luron
Ch'est d' Philippe-l'-Bon.

« Et ch'l homm' si fameux
Quand i s'agichot d' fair' la guerre,
In volot pus d' deux
Dins l' régimint des amoureux,
Car on dit tout d' bon
Dins des gros liv's, qu'il étot l' père
D' pus d'un gros garchon
Qui n'a jamais porté sin nom.
Et pourtant ch' grand duc,
Avant d'êt' caduc,
Dans l' pays Brugeos
S' avot marié pou l' troisièm' fos.
Pour parler d'un franc luron
Ch'est d' Philippe-l'-Bon. »

« Chin qu'i n'y-a d' curieux,
Ch'est qu'on dit que s' femm' légitime,
Aimot ches morveux
Tout comm' les siens! même incor mieux !...
Vous m' vettiez tertous
D'un air qui veut dir' : Ch'est cun' frime !

J'avoue, inter-nous,
Qu' cha m'a surpris tout autant qu'vous.
Norir des p'tits gins
Qui n' sont point les siens,
J' croyos, jusqu'à-là,
Les homm's, seul'mint, capables d' cha !
Pour parler d'un franc luron
Ch'est d' Philippe-l'-Bon. »

Tout faijant l'amour,
Il aimot souvint d' fair' bonn' chère
Il a, par un jour,
Donné, dins sin palais de Riour,
Un r'pas si fameux,
Qu'in France, et dins l'Europe intière,
Rien d'aussi curieux
N'avot jamais surpris les yeux.
Mais l' triste, le v'là :
Ch'est qu' pindant ch' temps-là,
Si l' duc étot plein,
Pus d'un malheureux morot d' faim.
Pour parler d'un franc luron
Ch'est d' Philippe-l'-Bon. »

« J' m'in vas vous donner
Eune idée d' sin biau caractère :
Quand, pour li parler,
Un bon bourgeos v'not s' présinter.
On li dijot : « V'nez,
Intrez par cheull' porte d' derrière,
Après, traversez

Les colidors, et vous l' trouv'rez. »
　　　Et ch' pauv' diable, infin,
　　　　R'chevot, su sin q'min,
　　　Par un tas d' capons,
Eun' biell' dégélée d' cops d' batons.
　　　« Pour parler d'un franc luron
　　　　Ch'est d' Philippe-l'-Bon. »

　　　« Et quand i r'chevot
L'visit' d'eun' biell' petit' mamzelle,
　　　Dins s' barbe i riot,
Et v'là l' farce qu'i li juot :
　　　Un d' ses plats-valets
Faijot tourner eun' manivelle,
　　　Qui, su les mollets,
Lançot d' l'iau par des robinets.
　　　　Ayant r'chu ch' lav'mint,
　　　　Cheull' fill', tristemint,
　　　　Arrivot d'vant li,
Honteuss' comme un vrai piche-au-lit.
　　　Pour parler d'un franc luron
　　　　Ch'est d' Philipe-l'-Bon. »

　　　« On d'mand' si ch'l action,
Et vingt parell's, qu'a faites ch' prince,
　　　Mérittent l' sournom
Qu'i porte incore à ch't heure : *l'Bon.*
　　　Mi, d'puis que j' sais cha,
J' l'ai tout bonn'mint surnommé *l' Rcince,*
　　　On m'in critiqu'ra,
On m'in blam'ra tant qu'on vodra.

Par un d' ses propos,
On nous appell' *Sots !* (*).
A chacun sin dû,
Ch'est un prêté pour un rindu.
Pour parler d'un franc luron,
Ch'est d' Philippe-l'-Bon. »

(*) Un jour que Philippe-le-Bon était venu à Lille, les habitants lui donnèrent un grand festin. On avait placé au milieu de la table la représentation d'un château-fort, dont les portes s'ouvrirent au dessert, pour laisser passer une foule de petites marionnettes qui portaient les grelots et le bonnet de la folie et qui se mirent à prendre leurs ébats devant les convives. C'était un vrai chef-d'œuvre de mécanique. Le duc rit aux larmes de cette surprise, qui était tout à fait dans ses goûts, et on l'entendit souvent répéter : « Ah! je me souviendrai longtemps des *Sots de Lille.* ». Et voilà pourquoi l'on dit que tous les lillois sont des sots. C'est peut-être une histoire apocriphe, mais elle constitue une tradition. Les lillois, au lieu de se fâcher d'un sobriquet, peu flatteur en définitive, l'ont bravement accepté, et, à l'occasion, ils se chargent de prouver à leurs amis comme à leurs ennemis, qu'ils ne sont pas si sots qu'ils le disent eux-mêmes.

EMILE GACHET.

La Rattacheuse

Air de la petite Margot (*).

Pauv' rattacheusse,
Je m' trouve heureusse,
Car je n' connos ni chagrin, ni souci ;
Pus d'eun' mamzelle,
Quoiqu' riche et bielle,
N'a point comm' mi, chaq' jour, nouviau plaisi.

Tous les matins, aussitôt que m' bonn' mère,
Pou m' réveiller, a fait sin carillon,
J'alleume l' poële et j' mets su l' fu l'caf'tière,
Et nous buvons l' *tasse d'consolation.*
Chuchant m' tablette,
Faijant m' toilette,
Comme on m' dit biell' pour mi savoir, au bon,
Chin qu'i résulte,
Vingt fos, j' consulte
Min p'tit miro, qui n' me dit jamais non.

(*) Cet air étant excessivement connu, nous avons cru pouvoir nous dispenser d'en donner la notation.

Sitôt qu' j'intinds sonner l' cloq' de m' fabrique,
Me v'là partie, et si j'arriv' trop tard,
Min surveillant dit : « Ch'est rien d' cha, Lilique ! »
In v'là l' raison : ch'est qu' chest un vieux paillard,
> Qui n' cess' de m' dire :
> « Pour vous j' soupire ! »
M'offre souvint de m' fair' faire un régal.
> Il a biau faire,
> I n' peut point m' plaire,
Je n' veux jamais fréquenter que m'n égal.

N'allez point croir' que j'sus-t-eun' Saint'-Mitouche, (*)
Comme on in vot, toudis prête à r'chigner,
Qu'un geste fache, eun' parole effarouche,
Tout au contrair' j'aime à rire et graingner.
> Si ch' vieux basile
> M' trouv' difficile,
Et si j' le r'but', quand i m' fait les doux yeux,
> V'là tout l'affaire :
> Ch'est que j' préfère,
Pour amoureux, deux jeun's gaillards, qu'un vieux.

Ah ! que j' les plains, ches malheureuss's-fillettes
Qui, pour avoir in poche un p'tit pèu d' sous,
Et régalée', avoir des biell's toilettes,
S' faitt'nt courtiser par un tas d' vieux zouzous.

(*) *Sainte-Mitouche* n'est pas, selon nous, une corruption de Sainte-Nitouche.
C'est la conséquence de la négation *mie* pour *point* qui était employée autre-
fois et que le patois de Lille a conservée. Voltaire a même employé ce mot
dans les vers suivants :

> L'un à son aide appelle Saint-Martin,
> L'autre Saint-Roch, l'autre Sainte-*Mitouche*.

Durant l' jeunesse,
On les caresse,
On est fier d'euss', comme on l' l'est d'un biau q'va,
Mais tout cha cesse,
Avé l' vieillesse,
Comm' mal propice, alors, on les laich' là.

Queu déshonneur ! êt' quitté' par un homme !
J'ose affirmer qu' quand ch' malheur m'arriv'ra,
A pieds-décaux, j' m'in irai l' dire à Rome.
Et v'là, mes gins, l' moyen qu' j'imploie pour cha :
Ch'est bien facile.
Quand un bon drille,
Tout in dansant, m' lance eun' déclaration,
J' queminch' par rire,
Et par li dire :
« Vous m'accord'rez six semaine' d' réflexion. »

« Ch' n'est point de r'fus, qu'i dit, d'un air bénache. »
Pindant ch' temps-là, il est on n' peut point mieux,
I vient chaq' jour à l' sorti' de m'n ouvrache,
Et nous allons nous pourmener, joyeux,
Dimanche et fiête,
A rien i n' vette
Pou m' divertir. — Si ch'est l'temps d' carneval,
D'un vieux grand'-père,
Et d'eun' gra-mère,
Loue les costume', et nous parton' au bal.

Là, je n' sus point, comm' les tros parts des filles,
Toudis peindue au bras du mêm' garchon.
J' fais des polkas, des valses, des quadrilles,
Et chin qui suit, sans d'mander l' permission.

Dins l' bal, sans gêne,
Quand je m' pourmène,
J' n'ai point d' raison pour n' point moutrer m' gaîté.
Ch'est eun' manière
Que j' tiens de m' mère :
Adieu l' plaisi, s'i n'y-a point d' liberté.

Quand il arriv' que m'n amoureux bourgonne,
Et qu'i s'aviss' de critiquer mes goûts,
J' li dis : « M'n ami, j' ne r'chos d'orde d' personne;
Je n' vous ai point donné l' drot d'êt' jaloux ! »
Alors, on s' quitte...
Tout au pus vite,
Un aut' luron s'offre pou l' rimplacher.
S'i fait m'n affaire,
J' manqu' point d' li faire
L' mêm' condition, et ch'est à r'quemincher.

Ainsi, mes gins, j' vous ai moutré m' malice,
Pour tâcher d' fair' durer l' plaisi longtemps.
On a toudis l' temps pour faire eun' bêtisse,
Je m' marierai... quand j'arai quarante ans.
Pauv' rattacheusse,
Je m' trouve heureusse,
Car je n' connos ni chagrin, ni souci ;
Pus d'eun' mamzelle,
Quoiqu' riche et bielle,
N'a point comm' mi, chaq' jour, nouviau plaisi.

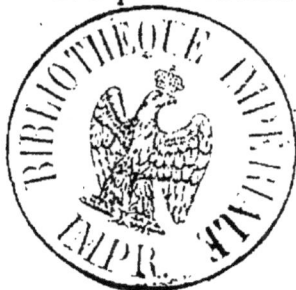

Lille, imp. de Alcan Levy.

MUSIQUE

L' PETIT-PARRAIN.

Allegretto

N°1

D'un bon vieux laïron, j'm'in vas vous ra-con-ter l'his-
-toi — re, Mal-gré qu'sin vrai nom je n'le sais
point; je l'dis tout d'bon; Ch'in qui n'y a d'cer-
— tain, ch'est qu'on n'l'ap pé-lot point Ma — gloi — re,
Ni Chos, ni Ri — tin Mais tout bonn'mint: L'Pe — tit Par-
—rain. Vous sa-rez l'rai-son de ch'drôl' de sour-nom,
Si vous m'a-cou-tez. Jus qu'à là, comm' mi ré-pé-
—tez: Ah! queu drôl' de pé-lé-rin que ch'pe-lit par-
—rain: Ah! queu drôl' de pé-lé-rin que ch'pe-tit par-rain.

Imp. Lith. Boldoduc frères à Lille

LES VINAIGRETTES.

J'ai rincon — tré l'aut' fos Lou-is Brim-

—beux qui d'puis trinte ans, est trai-neu d'vi nai-

—gret-te. J'li dis: Cha va?.. I m'ré-pond: Cha va

mieux qu'a l'a—grap —pin, I' n'faut point d'porte—

—let—te. Rien qu'à ch'mot-la, J'vos qu'il est maj'mint

pris..' Ah ça! lu —ron, Quoi ch'qui t'a tour-né

l'tiè————te ? I m'ré-pond: Nin sos point sur—

—pris, Car i n'y a pus d'joieni plai-si— Pour un vieux

trai-neu d'oi nai gret—te. Pour un vieux trai-neu d'vinai gret-te.

VIVE L'CRINOLINE.

Tout d'puis l'temps que l'cri-no-li-ne est à l'modein tous pa-ys, Nuit et jour cha-cun s'é-chi-ne à li por-ter du mé-pris, Dins les live'et les ga-xet-tes, les vaud'ville'et les can-chons, On ta-rie femme'et fil-let-tes, qui por-tent ches biaux cott'-rors. Vi-ve l'cri-no-li-ne! Ch'est u-tile et biau, fai-jons-li bonn'mi-ne, par chz r'frain nou-viau

L' MANOQUEUX.

N° 4 — *Allegretto.*

Sans gra—mint ca—cher dins Lil—le, on trouv'—
rot des brav's fil —tiers, qui, pour él'—ver leu fa—
—mil—le, faitt'nt jus—qu'a dhing six mé—tiers. Mais Ma—
—ni queux, min com—pé—re, est un aut gaillard que
cha, J'ra—cont'—rai chin qui sait fai—re, et cha—
cun d'vous ré—pét'—ra: Ah! l'pus ma—lin ma—no—
—queux, ch'est Ma—ni—queux, ch'est Ma—ni queux! Ah! l'pus
ma—lin ma—no—queux, ch'est Ma—ni queux, ch'est Ma—ni queux.

LE CAFÉ.

N°5 — Allegretto

On cri — tiqu' nos mé — na-gè — res, pa'c'qu'on vot tout l'long du jour Su' l'buich' du poël' leus caf'—tiè — res comm' eun' guet-teu su' eun' tour... L'un dit : Ch'est un ruin' mé — na-che. L'aut' dit : Ch'est un vrai poi — son ! Ah ! ces — sex tout ch'babil — la-che, a — cou — tex pu — tôt m'rai-son : Quand eun' sé — quoi nous dé — so — le, Quand l'malheur nous a gif — fé, Ch'est du ca — fé qui nous con — so — le. Vi — ve l'ca — fé ! Vi — ve l'ca — fé !

LES AMOURS DE JACQUOT.

Mes amour' ont du——ré jus—te quaté se——maines. Je l'dis, foi d'jac-quot, Ch'est in—cor bien d'trop, Car pin—dant ch'temps là J'ai r'sin—tu pus d'pei nes Que l'grand Lu-chi—fer n'a don-né d'cops d'grifs dinss'n in——fer. A l'du-cass' de Fivé', in é—tan à l'dan-se, d'eun' pe—tit' co——quett' J'ai fait l'con nais—— san-ce. De l'voir bien r'quinqué, j'pin sos qa'ché—tot l'Pé—rou, Aus—si—tot min cœur brûl'com—me d'l'a—ma—dou... J'a-ros mieux fait d'in'tte eun' gross'cordé à min cou !...

MON VOYAGE A ARRAS.

N° 7

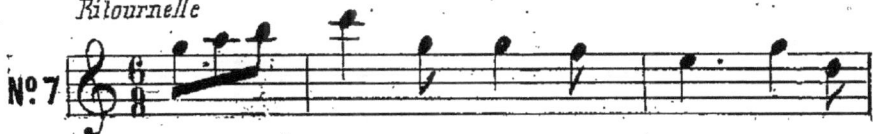

Ritournelle

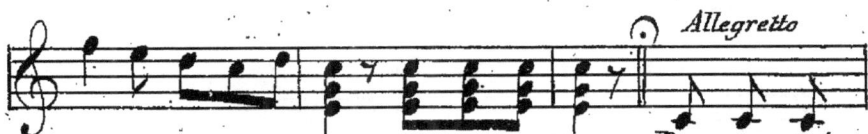

Allegretto

Des gins d'Ar-

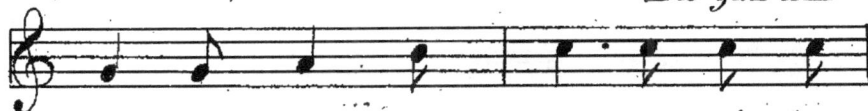

—ras pou m'fair' can——ter, Par eun' 'lett'

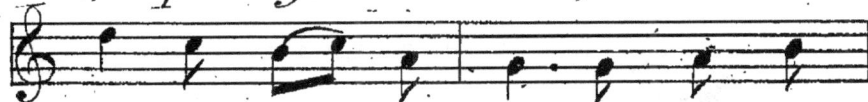

sont v'nus m'in——vi——ter. A cha je

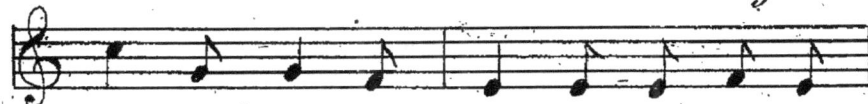

n'peux point ré—sis——ter, Aus—si j'prinds m'mu-

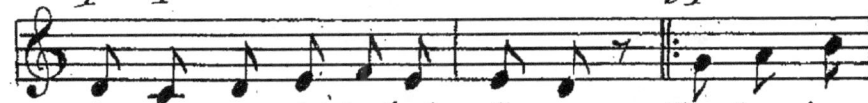

—si——que, sans fair' eui' ré—pli-que, Et, tout joy-

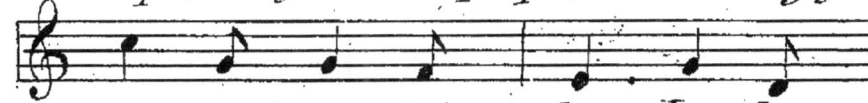

—eux comme un' pin——chon, Je m'lance

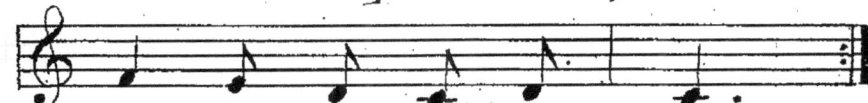

aus—si——tôt dins l'wa——gon.

L'MARCHAND D'COCO.

Allegretto

Par un biau jour, min pé — ré m'dit

comm' cha : « Mais Fran — ço, queu

mé-tier qu'te vas fai — ré ? J'ré ponds : Marchand d'co-

-co. Et pour prou-ver m'n a-dres — se à

fai-re ch'biau mé-tier, Qui n'souf-fre point d'pa-

-res — se, J'crie à m'é go-sil — ler :

V'la l'mar chand d'fraich', Qui veut boi — re,

Sans crain-te d'per — de l'mé — moi — re ?

Au p'tit ca-ba — ret Co — co,

V'nez vit' vous rin — cer l'Co — co.

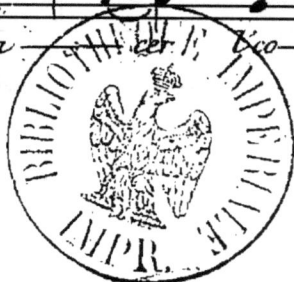

CHANSONS

et

PASQUILLES LILLOISES

PAR DESROUSSEAUX

3 vol. in-8° jésus.

PRIX :

1er volume, sans musique. . . . . 2 f. »
Musique du 1er volume. . . . . » 50
2e volume, avec les airs nouveaux de l'auteur des
    paroles. 2 50
3e volume, avec 20 vignettes et les airs anciens
    et nouveaux (40). 2 50

Chacun de ces volumes est divisé en livraisons qui se vendent

15 CENTIMES.

(On trouve aussi cet ouvrage chez l'auteur, rue des Prêtres, 22).

LETTRES A Mme Z. L. SUR LA BOTANIQUE

Par Ch. de FRANCIOSI

Un joli volume, petit in-8° anglais, broché avec couvertures porcelaine.

PRIX : 3 FR. 50 CENT.

Dictionnaire du Patois de Lille

Par M. PIERRE LEGRAND, auteur du Bourgeois de Lille.

Un joli volume in-8°, format Charpentier. — PRIX : 2 francs 50 cent.

Lille, imp. de Alcan Lévy.

www.ingramcontent.com/pod-product-compliance
Lightning Source LLC
Chambersburg PA
CBHW070939280326
41934CB00009B/1937